SOCIÉTÉ INDUSTRIELLE
du Nord de la France.

UN CAS D'ANÉMIE GRAVE

OU INTOXICATION OXYCARBURÉE

SURVENUE CHEZ UN OUVRIER D'USINE A GAZ

Par le Dr Jules ARNOULD.

LILLE,
IMPRIMERIE L. DANEL.
1881.

SOCIÉTÉ INDUSTRIELLE

du Nord de la France

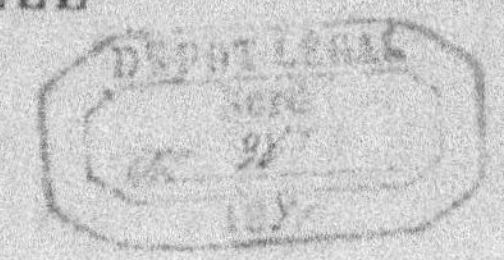

SUR

UN CAS D'ANÉMIE GRAVE

OU INTOXICATION OXYCARBURÉE

survenue chez un ouvrier d'usine à gaz,

PAR LE Dʳ Jules ARNOULD.

Je n'ai point l'intention d'ouvrir ici un exposé clinique, ni celle de vous engager dans des considérations de physiologie, à propos d'incidents curieux qui, cependant, présentent à ce double égard un incontestable intérêt. J'ai seulement pensé que vous pouviez être les confidents légitimes d'un fait, pathologique il est vrai, mais qui se rattache d'abord et directement, d'une part à l'hygiène des professions ; de l'autre, à l'histoire des maladies industrielles. Le tout, dans des conditions assez imprévues et exceptionnelles pour mériter que l'attention s'y arrête un instant.

Pendant que j'avais l'honneur de suppléer M. le Professeur Cazeneuve à l'hôpital Sᵗᵉ-Eugénie, le 12 décembre dernier (1879), il entra dans le service de la Clinique médicale un homme de 33 ans, célibataire, d'ailleurs d'apparence robuste, sauf les accidents qui déterminaient son entrée à l'hôpital.

Ces accidents dataient de 3 ou 4 jours et paraissaient fort singuliers. J'en reproduis les traits essentiels, parce qu'ils sont indispensables à la comparaison que je ferai tout-à-l'heure, de ceux-ci, avec une maladie restée à peu près spéciale à une industrie de cette région, je veux dire : l'*anémie d'Anzin*.

Pour l'œil le moins exercé, l'aspect extérieur du malade était étrange ; toute la peau de la face, comme d'ailleurs celle du tronc et des membres, était d'un jaune pâle uniforme, moins foncé que le jaune de l'ictère, plus foncé que la pâleur jaunâtre des maladies cachectiques ; la coloration de la cire vieille, rappelle assez bien la nuance que je cherche à rendre. Les lèvres, le pourtour de l'orifice des narines, la face interne des paupières, étaient simplement d'une pâleur livide. Tout le tégument avait un air de bouffissure, sans œdème véritable.

L'homme accusait un mal de tête intense et continu, des coliques intermittentes et de la diarrhée. Par dessus tout, il était obsédé par un état vertigineux incessant, un sentiment de faiblesse indicible, une tendance continuelle à la syncope, et, en fait, en se mettant debout, quelquefois même en s'asseyant sur son lit, il était pris d'un évanouissement très-complet et d'assez longue durée, avec perte de connaissance. Cette circonstance, on le conçoit, impressionnait profondément son moral.

Il n'y avait pas de sommeil ; mais l'intelligence était nette ; l'appétit même n'avait pas entièrement disparu.

En explorant les symptômes objectifs, je ne trouvai rien d'anormal dans le volume des organes internes. Les poumons fonctionnaient régulièrement, quoiqu'il y eût une toux peu fréquente et un certain degré d'oppression. Mais les battements du cœur, précipités (116 pulsat. à la minute), étaient entrecoupés d'intermittences et il y avait un souffle doux à la pointe, au premier temps. Toute la région de la ceinture, épigastre et hypochondres, était sensible à une pression, même légère.

L'haleine était un peu fétide ; la soif, vive ; la langue, chargée d'un mince enduit jaunâtre.

Les selles, rendues à la suite d'un redoublement des coliques, avaient un caractère fort inquiétant. Elles ressemblaient exactement, pour la couleur et la consistance, à du goudron délayé dans de l'eau ; c'est-à-dire que, pour le médecin, elles représentaient des matières diarrhéiques, associées à du sang altéré par l'action des liquides digestifs, comme quand il y a une hémorrhagie sur un point élevé de ce système, dans l'estomac surtout. Elles étaient, du reste, assez copieuses et se répétaient 5 ou 6 fois dans les 24 heures.

Restait, Messieurs, à faire le diagnostic. Je rentre sur votre terrain, car vous allez voir que le mot de l'énigme, dans ces accidents bizarres, appartenait à la cause et c'est l'hygiène professionnelle qui nous l'a donné.

Interrogé sur ses antécédents, mon malade, assez brave garçon, pas plus buveur et peut-être moins que la moyenne des ouvriers, travaillait aux terrassements pendant la belle saison, mais avait l'habitude d'entrer, pour l'hiver, dans quelque usine à gaz et, depuis une quinzaine de jours, fonctionnait en qualité de chauffeur dans un établissement de cette nature. Vous savez parfaitement en quoi consiste le rôle de ces chauffeurs et dans quelle atmosphère ils respirent. Cette atmosphère est surtout à une température élevée, pénétrée de poussières et de vapeurs de charbon. On peut supposer que, par le fait de l'activité que prennent la consommation et par conséquent la production de gaz d'éclairage en hiver, ces conditions fâcheuses étaient fort accentuées dans les usines, au commencement de décembre dernier. Peut-être que le froid extérieur faisait aussi négliger ou même redouter les mesures de ventilation. D'ailleurs, ces ouvriers ont encore pour mission de retirer le coke des cornues, quand la distillation est accomplie, et de désobstruer de temps à autre les tuyaux qui conduisent le gaz des cornues aux récipients, lorsque ces tuyaux se sont encrassés de matières goudronneuses. Comme il est impossible de laisser auparavant refroidir les appareils, il semble que cette opération ne puisse avoir lieu sans dégagement de gaz et de vapeurs carbonées, qui enveloppent l'ouvrier pendant quelques instants d'une atmosphère des plus dangereuses. Et si l'ouvrier n'est pas assez avisé pour en détourner sa face, il est inévitable qu'il en respire une portion plus ou moins considérable.

Tel était l'emploi que venait de remplir, pendant quinze jours d'un rigoureux hiver, le curieux malade entré dans nos salles. Ces renseignements furent tout aussitôt une lumière dans l'obscurité du diagnostic; l'étiologie, une fois de plus, imposait la détermination spécifique de l'espèce morbide. Nous étions fort embarassé, s'il fallait rapporter cette singulière affection à quelque type connu de maladie cérébrale, comme les vertiges nous y portaient; ou d'ulcère des organes digestifs, ainsi que les selles hémorrhagiques y faisaient songer; ou même d'empoisonnement simple, par l'oxyde de carbone, par le phosphore, ainsi que l'on pouvait en avoir le vague soupçon d'après les troubles respiratoires et circulatoires, d'après la teinte semi-ictérique de la peau, la douleur épigastrique, etc. En effet, aucun de ces types isolés ne répondait d'une façon satisfaisante à l'ensemble des caractères offerts par le cas actuel; il les dépassait tous par quelque nuance ou quelque incident.

Je fis inscrire au registre: « *intoxication carburée*, » et ceci, Messieurs, me ramène au point d'histoire qui n'a pu vous échapper, et qui est une date dans la pathologie industrielle, par conséquent, dans l'évolution de l'hygiène des ouvriers.

Aux mois de Germinal et de Floréal, an XI (1803), il se manifesta dans diverses fosses de la Compagnie d'Anzin, une maladie qui étonna les patients et les médecins, et dont les principaux caractères étaient les suivants : « Invasion par la gêne de la respiration, la prostration des forces, de très-vives douleurs épigastriques; puis des coliques si violentes qu'il faut plusieurs personnes pour contenir le malade ; météorisation de l'abdomen et déjections noires et vertes. » A un certain moment « les coliques se calment, le pouls devient faible, concentré et très accéléré: Il y a augmentation des anxiétés et des palpitations du cœur si fortes qu'on en aperçoit les mouvements à l'œil. Le teint devient décoloré, d'un jaune spécial à cette maladie, à laquelle il a fait donner le nom de *maladie jaune*

Défaillances fréquentes, affreuse céphalalgie avec sensibilité morbide au moindre bruit et à la lumière ; œdème de la face et des membres inférieurs, affaiblissement, maigreur extrême et consomption. »

Cette description est due aux médecins de la Compagnie d'Anzin à cette époque, A. Gravis et A. de St-Moulin. Le rapport qui la renferme a été exhumé, non sans mérite, par M. Anatole Manouvriez, de Valenciennes (1).

Je pense, Messieurs, qu'il est inutile de la rapprocher, mot par mot, de l'exposé clinique résumé, par lequel débute cette courte étude. Les traits essentiels sont d'une analogie frappante de part et d'autre ; j'avais selon toute probabilité, chez un ouvrier d'usine à gaz, à très-peu de chose près, la même *maladie jaune* qui a été observée à l'état épidémique dans les mines d'Anzin, au commencement de ce siècle, et dont il se retrouve encore aujourd'hui, chaque année, quelques rares cas, tout-à-fait isolés les uns des autres (A. Manouvriez). Une considération éminemment propre à légitimer le rapprochement et à confirmer l'analogie, sinon l'identité de la maladie d'Anzin et du cas de notre chauffeur-gazier, c'est que la cause est fondamentalement la même ici et là ; à savoir l'influence des gaz et des vapeurs de la houille. Mais, disons le d'avance, le fait contemporain, qui ne s'est point produit au fond d'une mine, permet d'éliminer certaines circonstances accessoires, incertaines, de diminuer la complexité avec laquelle se présentait primitivement l'étiologie de ces accidents et de serrer de plus près la notion exacte des agents réels de semblables intoxications.

La nature et surtout la cause précise de l'anémie d'Anzin ont été fort controversées ; à vrai dire, la détermination exacte de l'agent causal emportait, en pareille matière, la formule relative à la nature de l'affection. Mais les conditions dans lesquelles se trouvent les mineurs-houilleurs, sont d'aspect multiforme et, en vérité, le problème est difficile à résoudre, justement par le grand nombre d'éléments étiologiques que l'analyse découvre dans une telle situation.

(1) *De l'Anémie des mineurs, dite d'Anzin*, Paris, J.-B. Baillière, 1878.

Si je ne me suis pas trompé et que j'aie réellement assisté à des accidents identiques à ceux des mines d'Anzin en 1803, nous pouvons tout d'abord éliminer, comme nuls ou très accessoires, les éléments suivants : travail souterrain, privation de lumière, changements de pression, humidité du sol des galeries de mines, puisque rien de tout cela ne se constate dans les ateliers où travaillent les chauffeurs des usines à gaz.

Il reste un fait énorme, commun aux mineurs-houilleurs et aux chauffeurs-gaziers : l'influence des gaz et des vapeurs émanés de la houille, agissant par voie respiratoire et favorisés par une température élevée. Mais ce fait lui-même est encore une résultante, un ensemble d'actions multiples. Dans les gaz émanés de la houille, par oxydation lente ou par distillation, il y a bien des corps offensifs : l'oxyde de carbone, l'acide sulfhydrique, l'ammoniaque, pour ne mentionner que les plus importants. Les vapeurs, sous la forme desquelles se dégagent les simples hydro-carbures, ne sont pas moins complexes ; Benzol, Toluol, Xylol, Cumol, Naphtaline, Paraffine, Pyridine, Aniline, Acétylène, Elayle, Trytyle, etc., etc. Est-ce parmi les gaz ou les vapeurs qu'il faut chercher l'agent malfaisant ? Les accidents sont-ils dûs à une seule substance ou à plusieurs ? Et s'ils sont dûs à plusieurs, comment faut-il en comprendre l'association ?

Messieurs, nul plus que moi n'apprécie le mérite des savants qui analysent à la fois les substances à notre usage et les impressions que chacun de leurs composants peuvent déterminer sur l'organisme. Je proclame même que sans cette double analyse, je cheminerais encore en aveugle dans l'interprétation des faits dont je vous entretiens. Mais je crois non moins fermement que le rôle de l'hygiéniste, à un jour donné, en face des accidents de l'observation usuelle et non des troubles plus simples provoqués expérimentalement, est de comprendre que, dans la pratique, il se réalise parfois une synthèse de toutes ces actions, que l'analyse étudie en détail, et de tous ces phénomènes, que l'expérimentation isole habilement, pour les relier mieux à l'origine spécifique.

Je suis frappé que l'ensemble des traits de l'affection observée chez notre chauffeur, ou si vous le voulez, de l'*anémie d'Anzin*, ne se rapporte exactement ni à l'empoisonnement par l'oxyde de carbone ou par l'hydrogène sulfuré, observé seul, ni aux intoxications par les dérivés de la houille, telles qu'on les a indiquées quelquefois, étiologiquement isolées; mais qu'il rappelle à la fois celles-ci et celui-là, comme s'il s'agissait d'une association d'éléments hiérarchisés, dans laquelle, il faut le dire, l'oxyde de carbone tient la tête, les autres agents ne venant que dans les rangs subalternes.

Vous remarquez, en effet, et tout-à-l'heure je vous en donnerai l'expression mathématique, que l'altération capitale, chez mon malade, est celle du sang et des fonctions le plus immédiatement liées à la constitution du liquide nourricier. Les accidents nerveux, qui se rapportent assez bien à l'action des hydro-carbures, pourraient même à la rigueur dériver de l'insuffisance chimique du sang qui est venu irriguer les centres cérébro-spinaux.

Il y a, certainement, dans les formes morbides, des types singuliers que les cliniciens ne peuvent s'expliquer que par l'association de plusieurs éléments étiologiques; l'analyse, en précisant l'action séparée de chacun de ces éléments, donne des renseignements précieux, mais ne rend pas un compte suffisant de la puissance néfaste et nouvelle, qui résulte de leur association. Pourtant, dans ces formes complexes, il est toujours un élément qui domine la scène; les autres n'ont que l'air de l'aider, de lui assurer le terrain, de maîtriser davantage l'économie pour que le principe dominateur exerce plus profondément ses ravages. Ici, l'élément dominateur est évidemment l'oxyde de carbone.

L'anémie des mineurs est une intoxication, ainsi que l'ont compris M. Manouvriez (*loc. cit.*) et M. Paul Fabre, de Commentry (*De l'anémie et spécialement de l'anémie chez les mineurs.* Paris, 1878). Mais c'est probablement une erreur que d'accorder en ceci un rôle considérable, ou même le rôle capital, aux dérivés de la houille, aux hydro-carbures. L'Académie des sciences vient d'accorder l'estampille au mémoire dans lequel M. Manouvriez cherche à faire prévaloir cette théorie ; c'est un juste encouragement à ce laborieux chercheur, mais ce n'est pas un argument. A plus forte raison n'y a-t-il pas lieu de poursuivre, avec M. P. Fabre, un lien quelconque entre ces accidents formidables et la vulgaire anémie, qui, chose remarquable, est assez rare chez les mineurs.

L'anémie d'Anzin, si elle a un point de contact physiologique avec l'anémie vulgaire, n'a rien de commun avec cet état d'appauvrissement du sang que la génération actuelle traîne après elle et dont les romanciers rendent responsables Broussais et son école, comme si mille habitudes dépressives et étiolantes, dans les mœurs modernes, n'avaient pas autrement d'importance que les quelques saignées faites à nos pères. Cependant, c'est bien et par dessus tout une anémie, une anémie aiguë et grave. C'est le professeur Hallé qui lui a donné ce nom en 1803 ; c'était regrettable en ce que l'on ouvrait la porte aux confusions qui ont été faites depuis, par les gens superficiels ; mais le mot était absolument vrai, car l'anémie est ici un fait si considérable qu'il peut passer pour primer tous les autres. Et l'on ne saurait trop admirer cette puissance d'intuition qui, à défaut de la merveilleuse instrumentation de nos contemporains, permettait à nos devanciers dans la science de mettre le doigt sur l'élément capital d'un complexus morbide.

Le signe péremptoire de l'anémie, c'est la diminution du nombre des globules rouges du sang et celle de la matière qui les constitue essentiellement, l'*hémoglobine*. La diminution des globules rouges a été constatée par M. Manouvriez. Nous même, dans le cas dont j'ai l'honneur de vous entretenir, nous avons compté les globules rouges, les globules blancs, et dosé l'hémoglobine, avec l'aide de notre savant ami M. Kelsch, professeur d'anatomie pathologique à la Faculté de médecine, et si compétent en ces matières. La première numération n'a été faite que le 25 décembre, c'est-à-dire douze jours après l'entrée du malade et même alors qu'il y avait déjà une amélioration notable dans son état. Cependant, nous ne trouvions que 2,020,340 globules rouges par millimètre cube, soit moins de la moitié de la normale et 14 $\mu\mu$ d'hémoglobine, la normale étant 28 $\mu\mu$. En revanche, il y avait un globule blanc sur 232, ou 8,695 par millimètre cube, c'est-à-dire un peu plus que la normale.

La seconde numération eut lieu le 6 janvier. La guérison était visiblement en voie de s'établir. On obtint les résultats suivants :

Globules rouges. . . . 3,117,040 par millimètre cube.

Globules blancs. . . . . 3,760 —

C'est-à-dire, retour progressif du chiffre des globules rouges à la normale ; rareté absolue et relative des globules blancs.

Il est vraisemblable que, si l'on eût pu faire la numération des globules dès l'entrée du malade, on eut trouvé une réduction de plus de moitié du chiffre des globules rouges.

En désignant la maladie par le nom de son caractère le plus frappant, Hallé n'était donc pas si loin de la vérité. Peut-être, cependant, vaudrait-il mieux, dans son appellation, introduire la notion de la cause, qui lui donne sa spécificité, et la désigner par ce néologisme, que je hasarde à regret : « *intoxication oxycarburée*. »

Persuadé, Messieurs, que vous vous êtes intéressés au sort ultérieur de mon malade, je ne veux pas finir sans vous informer qu'il atteignit à la guérison vers le 20 janvier et qu'il put quitter l'hôpital pour reprendre son travail.

Ma thérapeutique fut peu compliquée ; garder le décubitus horizontal, dans les premiers jours, pour éviter les syncopes, usage de boissons acides, en vue des hémorrhagies ; fer et quinquina pour reconstituer le sang ; alimentation généreuse dès que l'estomac s'y prêta.

Je dois encore faire cette réflexion que l'industrie du gaz d'éclairage ne passe pas pour être positivement nuisible aux ouvriers employés à la fabrication même. Selon L. Hirt (1), ceux-ci jouiraient même d'une santé supérieure à la moyenne et la durée moyenne de leur vie serait de 60 à 62 ans. Les accidents, de simple asphyxie la plupart du temps, dûs au gaz d'éclairage, s'observeraient moins chez les ouvriers de la fabrication que chez ceux qui ont pour spécialité de poser et de réparer les tuyaux et appareils de consommation et que l'on appelle plus particulièrement « *gaziers.* » D'ordinaire, cette asphyxie est brusque, mais passagère et n'entraîne pas la mort. On l'a retrouvée, mais malheureusement durable et même définitive, chez les habitants d'appartements sous lesquels une fissure des tuyaux de conduite s'était opérée ; c'est presque toujours en hiver que se produit ce redoutable incident, parce qu'à cette époque, la grande consommation du gaz entraîne une augmentation de pression dans les tuyaux, que le sol gelé à l'extérieur des habitations ne permet pas la diffusion du gaz dans l'atmosphère des rues et qu'en revanche l'échauffement qu'on recherche dans l'air des appartements exerce une véritable aspiration sur le gaz diffusé dans le sol, au-dessous de la couche durcie par le froid.

Malgré les conditions favorables de la santé des ouvriers des usines à gaz, malgré l'espèce d'immunité dont ils jouissent vis-à-vis des influences du produit même qu'ils fabriquent, vous penserez que le fait dont j'ai fait l'objet de cette communication révèle des dangers particuliers et très-réels dans le temps de l'opération qui consiste à déblayer les cornues et les tuyaux intermédiaires à celles-ci et aux récipients ; qu'une indication en ressort immédiatement, à savoir celle de ne procéder à ce déblayage qu'après allumage du gaz à l'orifice des cornues et dans des conditions qui n'exposent pas l'ouvrier à recevoir à la face des bouffées de gaz et de vapeurs carburées. Ce sera ma première conclusion.

La seconde, c'est qu'il existe des accidents propres aux ouvriers qui respirent largement les produits de l'oxydation et de la distillation de la houille ; que ces accidents sont une véritable intoxication,

(1) *Die Krankheiten der Arbeiter.* Breslau und Leipzig, 1873.

mais due à des agents toxiques multiples et présentant, en consé-
quence, une symptomatologie complexe ; que, néanmoins, les troubles relevant directement de l'action de l'oxyde de carbone dominent
essentiellement la scène pathologique ; qu'enfin cette intoxication
peut légitimement s'appeler « *Anémie*, » à la condition qu'on spé-
cifie l'origine par l'épithète « d'Anzin » ou « des houilleurs, » à
moins qu'on ne préfère, pour éviter toute équivoque, adopter la
désignation « d'*intoxication oxycarburée*. »